LA MÉDECINE ET LES MÉDECINS

JUGÉS PAR LES GENS DU MONDE.

LA MÉDECINE

ET

LES MÉDECINS

JUGÉS PAR LES GENS DU MONDE.

MÉMOIRE LU AU CONGRÈS MÉDICAL DE BORDEAUX, DANS LA SÉANCE
DU 7 OCTOBRE 1865,

Par le Docteur J. G. ROZAT,

De la Faculté de Paris

BORDEAUX

TYPOGRAPHIE Vᵉ JUSTIN DUPUY ET COMP.

RUE GOUVION, 20.

1866

ANNOTATION

————

Dans certaine publication présentant l'analyse
de la dernière séance du *Congrès médical de Bordeaux*, où nous avons eu l'honneur de porter la
parole, figurent des données inexactes et des appréciations devant lesquelles nous ne pouvons
nous dispenser de protester.

Lorsqu'on se pose comme narrateur ou comme
critique, on doit se tenir en garde contre les ca-
prices de l'imagination, se revêtir de justice et
s'affranchir de toute idée préconçue.

Nous regrettons que ces règles n'aient pas été
observées à notre égard.

Signaler les murmures et les interpellations
qui, au Congrès, ont tenté de couvrir notre voix,
et ne pas mentionner la triple salve d'applaudis-

sements d'une majorité non douteuse, constitue ou un procédé étrange, ou une omission importante justifiant notre réclamation.

Quant aux attaques prétendues dirigées par nous contre les Médecins et contre le public, la plus simple réflexion suffira pour détruire ce grief.

Au reste, laissant de côté maint commentaire tant soit peu nébuleux, on est conduit à penser que la petite émeute qui a été enregistrée sous le titre : d'*Incident du Congrès*, a eu, peut-être, pour cause l'exposé de quelques vues professionnelles et de quelques principes de philosophie médicale peu sympathiques à une partie de l'Assemblée.

Ne voulant, toutefois, rien préjuger sur ce point, nous nous bornons à rappeler que, tout en exaltant comme science théorique, et d'une évidente utilité pratique, l'anatomo-physiologie, nous avons frappé de proscription les théories organiciennes qui sont en désaccord formel avec l'enseignement psychologique, reconnaissant qu'il était de notre devoir de rendre à la morale un solennel hommage et de lui prêter, malgré l'exiguïté de nos ressources scientifiques, un appui rendu fort par le dévouement.

Les **témoignages** flatteurs et encourageants

que nous avons recueillis, avec un profond sentiment de gratitude, nous ont rendu moins pé -
nibles les clameurs que nous aimons à croire
irréfléchies. Emanant d'une imposante majorité,
ils ont prouvé, d'une manière incontestable, que
les saines doctrines comptent encore de nombreux
prosélytes.

LA MÉDECINE

ET LES MÉDECINS

JUGÉS PAR LES GENS DU MONDE [1]

MÉMOIRE LU AU CONGRÈS MÉDICAL DE BORDEAUX, DANS LA SÉANCE
DU 7 OCTOBRE 1865,

Par le Docteur J. G. ROZAT.

De la Faculté de Paris.

Cuique suum.

Cet adage exprime une vérité que l'on peut, à bon droit, appliquer à la médecine.

Plus on réfléchira, en effet, à ce que la science, qui a pour objet de sauvegarder les premiers et

[1] Défendre la dignité médicale souvent attaquée par un public prétentieux ;

Faire justice des appréciations illogiques et des humiliantes apostrophes dont la médecine et les Médecins ne sont que trop fréquemment l'objet ;

Combattre successivement les objections élevées contre la médecine par les préjugés, la partialité et l'ignorance ;

Prouver, par une argumentation déduite des faits, l'excellence de son dogme et la précision, ou, mieux encore, la certitude de ses indications pratiques ;

Montrer la médecine sortant radieuse et triomphante des guerres qu'osent lui livrer ses détracteurs, et faire refléter sur ses ministres l'éclat de sa brillante auréole, tel est le commentaire du titre de ce Mémoire.

les plus chers intérêts de l'humanité, réclame d'études, de travaux, de veilles et de recherches, plus on sera porté à reconnaître combien sont singulières, à l'égard des hommes voués à cette haute mission, la légèreté d'opinion et la hardiesse de langage déployées par la majorité des personnes qui ne figurent pas au nombre des disciples d'Hippocrate.

D'où procèdent donc, cependant, cette tendance à sonder des profondeurs qui ne sont accessibles qu'aux vrais adeptes, et cette prétention de réglementer des traitements jugés, à tort, erronés ou incomplets?

Pour répondre catégoriquement à cette question, on est obligé de remonter un peu haut et de convenir qu'un devoir primitivement imposé par les circonstances (la nécessité de recueillir des faits et de les commenter au profit de tous), a été alors l'occasion d'un rôle qui, ensuite, s'est éclipsé devant l'œuvre d'Hippocrate.

La médecine, jusque-là, n'était point instituée et sa thérapeutique reposait sur la superstition, les oracles, la magie, les enchantements, les amulettes, etc.

A la faveur, cependant, des observations et des remarques faites, par la suite, auprès des malades exposés sur la voie publique pour y être l'objet de l'examen et des secours des passants, commencèrent à apparaître les premières pierres de l'édifice à élever à la science, entreprise qu'avec des matériaux encore si défectueux, il eût été impossible de réaliser sans l'intervention d'une intelligence hors ligne.

La médecine, une fois empreinte du cachet doctrinal, n'avait plus qu'à puiser les éléments de sa future grandeur dans les observations raisonnées et les travaux d'ardents et infatigables champions.

C'est à l'aide de ces documents et de ces labeurs qu'elle est arrivée à ce degré de précision et de certitude qui la place au rang des sciences exactes.

Serait-ce par une réminiscence instinctive de la coopération du public à l'œuvre primordiale, ou plutôt par le désir de s'immiscer dans un ordre de choses devenu, pour lui, un sujet de convoitise, que le plus grand nombre des individus étrangers à l'art de guérir ose s'y ériger en critique ou en réformateur?

Le sentiment de la bienveillance, qui est aussi familier au médecin que celui de la charité, ne se refuse pas à admettre une exception pour les personnes chez lesquelles le désir de s'instruire demeure étranger à tout calcul prétentieux et envahissant.

L'impartialité réclame aussi de nous un aveu qui, s'il semble être un reproche adressé au corps honorable dont nous faisons partie , et que nous défendons avec chaleur quand nous voyons sa dignité attaquée par des paroles peu courtoises ou de misérables quolibets, l'impartialité, disons-nous , nous impose un aveu qu'excuseront la loyauté et la franchise qui le dictent.

Nous croyons donc être autorisé à avancer que, si les successeurs de ceux qu'Hippocrate stygmatisait de l'épithète de *profanes*, ont continué à porter sur l'arche vénérée une main téméraire , ce fait est dû en partie aux facilités offertes par la publication des traités médicaux à l'usage des gens du monde , par la mise au jour de certains *compendium* et *vade mecum*, et par l'insertion, dans les feuilles publiques, d'articles fournissant presque toujours l'occasion de commentaires compromettants pour la médecine et les médecins. De là, évidemment, atteinte à leur considération et empiètement sur le terrain de la thérapeutique, au détriment de malades trop crédules.

Ces résultats n'ont pas été suffisamment médités.

Puisque ce n'était qu'au prix d'un travail sérieux et persévérant, de veilles et de sacrifices que l'étudiant en médecine pouvait conquérir le poste élevé devenu l'objet de ses vœux et qu'il a enfin occupé ;

Puisque les amphithéâtres et les hôpitaux sont les sanctuaires qui ont consacré son initiation au sublime ministère ;

S'il a été, par conséquent, indispensable qu'un noviciat rude et long ait préparé son arrivée au Doctorat, cela ne prouve-t-il pas et l'importance du but proposé et les difficultés à surmonter pour l'atteindre, de même que la nullité des tentatives que l'on hasarderait pour rendre intelligibles ou profitables au public les écrits dont nous venons de parler ?

Nous savons bien que par ce mode d'intervention, on ne vise pas à former des médecins ; avouons néanmoins qu'on donne ainsi naissance à d'étourdissants dissertateurs et à de misérables médicastres.

Cette remarque n'est point, vis-à-vis des gens du monde, un verdict d'entière exclusion. Si, parmi eux, il en est qui aspirent à l'honneur de détacher quelques feuilles de la couronne d'Esculape, nous sommes disposé à leur prêter aide et assistance. Nous n'avons ici en vue que d'arrêter les tendances indiscrètes du faux savoir, dont le triste privilége est, comme nous l'avons dit, de déconsidérer le médecin et de susciter de nombreux revers.

D'où la médecine a-t-elle recueilli les titres qui font sa grandeur, si ce n'est de la sublimité de sa mission?

Présider à la naissance de l'être qui, d'abord, délicat et faible, constituera, par la suite, l'homme fait ; veiller à ce qu'il se fortifie et se développe, et pour cela prescrire les règles d'hygiène convenables ; l'aider à traverser heureusement l'atmosphère des maladies du jeune âge, et à franchir sans accidents la période de l'adolescence ; le tenir en garde contre les maux divers réservés à l'âge mûr, et en cas d'invasion, utiliser à son profit ce que l'on possède de lumières et de zèle empressé pour l'arracher à la mort et conserver un époux et un père, la Providence de la famille ; lui rendre plus supportable, par l'indication d'une hygiène spéciale, le temps de la vieillesse ; défendre devant les tribunaux son honneur et arrêter le glaive prêt à le frapper ; dans toutes les souffrances, lui prodiguer soins et consolations ; et alors que les calculs de l'expérience font présager sa fin prochaine, lui faciliter, par un avertissement plein d'égards et de prudence, l'accomplissement des derniers devoirs religieux et la mise en ordre de ses affaires : tel est le noble mandat conféré par la science, dont nous soutenons les droits.

Passant de ces services particuliers aux services publics, auxquels elle voue tout ce qu'elle a de lumières, d'activité et de dévouement, nous pourrions la montrer présidant à la règle sanitaire des grands centres de population ; fixant celle des armées de terre et de mer ; instituant, dans les mêmes vues, la ligne de conduite applicable aux exploitations industrielles, et distribuant généralement les ressources de son savoir et de son expérience aux malheureuses victimes des épidémies et des maladies contagieuses.

Oh ! pourtant, si le sacerdoce médical est digne de marcher à la suite du sacerdoce chrétien ; si les connaissances et les qualités qu'il exige placent la médecine à la tête des institutions les plus utiles à l'humanité, que dénote, dans les cercles du monde, cette propension à soulever une polémique contre la théorie et la pratique médicales; à s'inscrire contre les propositions formulées par des praticiens distingués ; à opposer, à des raisonnements, fruit de l'érudition et de l'observation, les rêveries d'une imagination capricieuse et légère?

Les remarques suivantes, faites par un auteur bien connu, sont pleines de justesse, et viennent, fort à propos, servir notre cause :

« La médecine est incontestablement une

science autonome et autocrate. En effet , elle ne relève d'aucune autre. Elle existe par elle-même, et elle existerait encore, alors que les autres sciences n'existeraient pas.

» Elle a son principe fondamental, ses dogmes spéciaux, son génie propre, sa logique particulière, son langage, ses méthodes, ses règles et ses formes scientifiques ; et malgré toute cette indépendance, il est constant que la médecine profite des lumières, de toutes les connaissances humaines, et même qu'elle leur fait un véritable emprunt. Oui, sans doute ; mais c'est avec une réserve prudente qu'elle fait ces emprunts, et toujours à la condition expresse de les soumettre au contrôle de son principe fondamental et à la discipline de sa constitution ; de telle façon que, tout en profitant des lumières des autres sciences, elle ne permet jamais à ses superbes auxiliaires de se payer de quelques légers services par l'usurpation ou le partage de ses domaines naturels et privilégiés. »

(Auber, *Traité de la Science médicale.*)

Dans cette courte exposition, se trouve renfermé un profond enseignement.

En rendant hommage aux savants , elle démontre l'inanité des efforts tentés pour conquérir un droit exclusif et à jamais imprescriptible.

Défendre ce droit, le préserver de tout empiètement , l'invoquer sans cesse comme la meil-
leure garantie de notre dignité professionnelle,
voilà un devoir de premier ordre qu'il ne nous
est pas permis de décliner.

Avouons-le, néanmoins , nous, que révolte la
moindre démonstration ayant pour objet l'abais-
sement de la science, nous nous dépouillons trop
facilement des priviléges de notre position, non-
seulement par nos écrits à la destination des gens
du monde , mais encore par certaines luttes ora-
les où nous nous engageons avec eux.

Nous ne disconvenons pas qu'un juste désir
d'être éclairé puisse, en suscitant un débat paci-
fique, devenir pour la médecine un sujet de glo-
rification ; mais nous savons fort bien , et nous
comprenons tous aussi, que la manie d'épiloguer
et de manifester son opinion sur le point doctrinal et sur le fait expérimental, a pour principe ,
chez beaucoup de gens, des vues peu dignes aux-
quelles ne doit pas être accordé l'honneur de
fournir matière à une discussion.

Par trop de facilités et trop de concessions
aussi, on exposerait la médecine à l'avilissement,
et on se déconsidèrerait soi-même.

N'est-il pas plaisant , au reste , pour ne pas
dire déplorable , de voir avec quel ton décidé et

2

suffisant les personnes du monde jugent le dogme, les méthodes et les systèmes qui ont trait à
la médecine ?

Soit qu'elles approuvent ou condamnent, leur
langage sentencieux semble peu s'inquiéter de
l'atteinte qu'il porte à la règle des convenances.
Leur jugement sur les choses de notre ressort en-
fantera, par exemple, des propositions telles que
celles-ci :

*La Médecine est une science conjecturale. Lors-
qu'elle guérit, c'est ordinairement l'effet du hasard.*

*Si la Médecine agissait d'après des règles po-
sitives, toute maladie devrait être curable.*

Cette science procède par tâtonnements, ajoute-
ront d'autres logiciens de semblable calibre ; *ce
qui le prouve ce sont les sectes qui l'ont envahie.*

Ces misérables objections que nous avons entendu proférer à satiété, nous pensons devoir,
aujourd'hui, et une fois pour toutes, les pulvé-
riser.

Quoi ! dirons-nous à ceux qui prétendent avoir
fait preuve d'une grande puissance argumenta-
trice par le simple énoncé d'une affirmation,
vous déclarez que la Médecine est une science
conjecturale ; mais où avez-vous donc puisé les
raisons de cette foudroyante sentence ?

Avant que d'émettre une pareille assertion, il eût été prudent de réfléchir.

Méditez donc les faits que nous allons rapidement exposer.

Un enfant se plaint de douleurs à l'estomac. Presque aussitôt le vomissement se déclare et se reproduit d'instants en instants.

Peu après, se manifeste une violente céphalalgie, la photophobie, un resserrement marqué des pupilles, un sommeil agité, des cris aigus, des soubresauts une fièvre intense.

Dans ce tableau, un Médecin découvre des traits sinistres. Il juge que l'estomac, point de départ du mal, influence défavorablement le cerveau. Il appréhende les convulsions, le délire et la série des autres symptômes se rattachant à une irritation des méninges.

Les accidents redoutés et les complications prévues ne tardent pas à confirmer le diagnostic. L'enfant court les plus grands dangers. Cependant, à la faveur d'un traitement bien conçu, c'est-à-dire à l'aide de bains généraux, de boissons froides, de la diète, d'une application de sangsues à l'épigastre, de réfrigérants sur le crâne et de rubéfiants sur les extrémités inférieures, le mal est vaincu.

Regarderez-vous la prédiction du Médecin et

la réussite de son traitement comme un résultat du hasard ?

Un individu est saisi tout à coup de froid, et vomit. Il est ensuite affaissé, assoupi. Ses phrases sont incohérentes.

L'homme de l'art constate, en outre, la plénitude et la fréquence du pouls, ainsi que la chaleur mordicante qui vient de succéder au frisson initial.

Sous les dehors d'une imminence d'affection cérébrale, il entrevoit l'invasion d'une fièvre intermittente grave. Il se borne, cependant, à opposer à l'irritation de l'estomac la diète, les boissons tempérantes, les émollients sur l'épigastre, et à l'excitation du cerveau, le froid sur le crâne, les sinapismes aux jambes et aux pieds.

Le lendemain, son client, délivré du mal qui l'accablait, prend place à table et s'y fait distinguer par un brillant jeu de fourchette. Il se dit guéri.

Il est à remarquer que la fièvre s'est terminée par la sueur.

Le jour suivant, à l'heure correspondant à celle du début fébrile, froid glacial, vomissement auquel succède le coma, avec réaction manifestée par une chaleur générale et la turgescence du visage, turgescence qui, avec l'état comateux, donne au facies l'aspect apoplectique.

Rappelé, le Médecin se prononce catégoriquement. Il diagnostique une fièvre insidieuse qu'il
faudra attaquer par le quinquina, à haute dose,
dès que la fièvre déclinera. Il affirme que la
guérison sera la conséquence de ce traitement.

En effet, un succès prompt et complet suit
l'administration méthodique de l'anti-périodique
par excellence.

Pour un cas morbide, absolument semblable,
l'emploi du quinquina ou du sulfate de quinine
est présenté comme l'unique moyen de salut.

La seconde crise fébrile passée, le client tem-
porise ; ses parents le sollicitent d'exécuter la
prescription du Médecin ; leurs instances sont
inutiles. Le troisième accès éclate, les symptômes signalés se reproduisent : la mort les ter-
mine.

Après les affirmations explicites portées dans
le diagnostic, et surtout devant la confirmation
si émouvante du dernier pronostic, nous direz-
vous, détracteurs de la Médecine, qu'elle est une
science conjecturale ?

Vous persistez dans vos regrettables pensées ?
Poursuivons.

Deux individus, dans les mêmes conditions
d'âge, de tempérament et de santé habituelle,
éprouvent, le même jour et à la suite d'un tra-

vail pénible, une répercussion de sueur, et immédiatement un frisson accompagné d'une douleur de côté vive et profonde.

Le Médecin, dont ces malades réclament les soins, remarque que, chez l'un et l'autre, l'oppression est forte, la toux sèche, que les secousses qu'elle imprime sur l'endroit affecté obligent d'y porter la main pour soutenir les côtes et qu'une inspiration étendue devient absolument impossible.

Sur un des côtés de la poitrine, la percussion est sonore dans la moitié supérieure. Inférieurement, elle révèle une matité complète. L'autre côté du thorax résonne sous la percussion.

Les crachats manquent. Le Médecin annonce que, le lendemain ou le jour suivant, ils apparaîtront rouillés; puis, rouges, visqueux et collés à la paroi de la cuvette; qu'ils deviendront, peut-être gris ou noirâtres.

Il certifie que ses deux clients sont pris de ce qu'on appelle vulgairement fluxion de poitrine. On lui demande si ces cas sont graves. Il répond par l'affirmative. On le presse de déclarer quelle en sera l'issue. Il assure que la terminaison, heureuse ou fatale, est subordonnée à des circonstances qu'il indique; qu'au reste, elle sera connue du neuvième au dixième jour environ.

Le traitement *ad hoc* est mis en usage. Le dixième jour, l'un des péripneumoniques est hors de danger ; l'autre a succombé. Ces deux dénouements avaient été prévus et indiqués.

Vous donc qui vous obstiniez dans votre incrédulité, résistez-vous à la logique de ces faits?

S'il en est ainsi, écoutez encore : Un personnage occupe un des postes les plus élevés du gouvernement. Les luttes de la tribune ébranlent sa constitution herculéenne. Des mouvements désordonnés du cœur surgissent et se caractérisent de plus en plus sous l'influence d'émotions sans cesse renaissantes.

Le médecin consulté sur cette situation est frappé de la couleur violacée des joues et des lèvres de son illustre client. Il constate de l'essoufflement à la marche et pendant l'exercice de la parole. Il acquiert la preuve que le decubitus horizontal augmente la gêne de la respiration, et qu'avec la dyspnée coïncident des vertiges. Il tâte le pouls, qu'il trouve plein, accéléré et très irrégulier. Son oreille, appliquée sur la région du cœur, reçoit un choc violent et perçoit une sorte de bruissement.

Il n'est déjà que trop bien fixé. Il se trouve en présence d'une hypertrophie du cœur, accompagnée de rétrécissement de ses orifices.

Cinq ou six mois écoulés, la dyspnée primitive est remplacée par des accès de suffocation. Le coucher est impossible. Il y a infiltration séreuse de tout le corps. La catastrophe prévue arrive. L'homme de la science avait annoncé qu'à l'aide de certains agents, il prolongerait de quelques mois l'existence; que, pour la guérison, il ne se rencontrait nulle chance.

Eh bien! y a-t-il eu incertitude dans la manière de juger la chose?

Voyons encore.

Une jeune fille, dont l'aspect dénote un état de langueur, offre sur les joues une teinte vermillonnée circonscrite. Ses périodes mensuelles sont désorientées. Depuis cinq ou six mois existe une toux qui, sèche dans le principe, est devenue humide. Il y a amaigrissement progressif, fièvre à paroxysmes nocturnes, sueur le matin, quelquefois apparition de sang dans des crachats d'un fond grisâtre, douleur entre les épaules, grande gêne dans la respiration.

La percussion et l'auscultation font reconnaître que les deux poumons sont altérés et que le mal aura une funeste issue, quelque traitement qu'on lui oppose. Effectivement, après avoir présenté les phases caractéristiques de la phthisie pulmonaire, la jeune personne succombe, et l'au-

topsie vient mettre le sceau à l'exactitude scientifique qui a présidé à une double affirmation.

Ce cas n'est-il pas concluant?

Un enfant de huit ou dix ans, d'un naturel
enjoué, devient triste, mélancolique, faible. Il
cherche la solitude, languit, se décolore, et présente une grande dilatation des pupilles.

Ses parents, inquiets, consultent un médecin
et en reçoivent un avis confidentiel pénible, sur
la conduite de cet enfant.

Pour le traitement, conseil de seconder les
préceptes de l'hygiène, des leçons de la religion.
Le succès n'est garanti qu'à la condition d'une
exacte surveillance de la part des parents et
d'une entière docilité du côté du jeune être qui
éveille leur sollicitude. Chacun y met du sien ;
la santé détériorée s'améliore et ne tarde pas à
redevenir florissante.

Certains faits qui se produisent journellement
à ciel ouvert — qu'on nous passe cette expression — devraient, ce semble, rendre évidente
pour le public cette certitude des jugements médicaux.

Un quidam veut inspirer la commisération et
garnir son gousset. Son expédient est trouvé.

Il choisit un lieu fréquenté, tombe, contracte
ses membres, convulse ses traits, agite ses mâ-

choires et expulse une salive écumeuse, adroite-
ment improvisée

Les compatissants et les curieux l'entourent,
et dans leurs chuchotements, laissent percer le
mot terrible : épilepsie !

Un médecin, survenu par hasard, considère le
sujet dans son extérieur et examine successivement ses yeux, ses mâchoires, sa langue, son
mode de respiration, la situation du pouce rela-
tivement à la paume de la main.

Il s'informe si un cri n'a pas marqué le moment de la chute. La réponse est négative.

Le docteur est suffisamment renseigné.

La fraude est découverte.

Il prend un ton sévère en donnant à entendre
à l'individu qu'il n'est pas la dupe de sa jongle-
rie, et il lui enjoint, avec autorité, de cesser son
rôle.

Celui-ci se redresse et, par la fuite, se dérobe
à l'attention du public.

Un médecin longeant une rue, voit se former
un groupe. Il s'approche et aperçoit un homme
étendu sur le sol.

Un coup de sang ! une apoplexie ! vite une
saignée, des sangsues ! sans cela, c'en est fait de
ce malheureux !

Telle est l'exclamation populaire.

Le délégué de la Providence écarte ses prétentieux compétiteurs, dont, à part, il loue le désir
d'être utile.

L'analyse rapide des symptômes du mal qu'il
a sous les yeux fait prompte justice de l'opinion
et de la rumeur publiques.

Au lieu d'une congestion cérébrale réclamant
une émission sanguine, il dénonce un état syn-
copal que rendrait immédiatement mortel la
plus petite perte de sang.

Un flacon d'alcali passé sous le nez, quelques
gouttes de ce stimulant administrées dans une
demi-tasse d'eau froide, un bouillon, un peu de
vin, des frictions sur la région du cœur, suffisent pour activer le jeu de l'organe central de la
circulation.

Notre homme ouvre les yeux, son visage se
colore, ses mouvements se rétablissent, ses for-
ces reviennent, lui permettent de se relever et
de marcher.

De sa prétendue apoplexie, il ne reste nulle trace.

Ceci nous rappelle un fait d'ancienne date qui
a été pour nous l'occasion d'une attitude résolue
et d'une manifestation d'indépendance professionnelle qui pouvaient nous coûter cher, mais
que nous semblaient réclamer la conscience et la
dignité de l'art.

Il y a de ça quelques lustres, que, par un temps très chaud, vers onze heures du matin, nous fûmes requis d'aller en toute hâte secourir dans notre voisinage un jeune soldat.

Revenant avec ses camarades d'une promenade officielle commencée entre quatre et cinq heures de la matinée, il venait de se laisser cheoir sur le pavé. Transporté dans une maison habitée par une sage-femme, on avait eu recours, de prime-abord, à cette personne pour obtenir d'elle une saignée que l'on prétendait devoir être opposée sans délai, au cas présent, envisagé comme une apoplexie, par les habiles du quartier.

En face d'un individu pâle, sans mouvement, sans connaissance, et dont le pouls était presque imperceptible, la sage-femme, qui, sans une capacité remarquable, possédait un bon jugement, résista aux instances des nombreux assaillants et déclara qu'elle ne saignerait le sujet que sur l'autorisation d'un docteur.

Dans cette éventualité eut lieu notre visite.

La circonstance d'une marche de plusieurs heures, faite à jeun et sous une haute température, nous expliqua bientôt la résolution musculaire précédant la chute et l'apparition des autres symptômes de débilité.

Evidemment, la défaillance du cœur avait

commencé la scène, le cerveau l'avait terminée.

Au lieu d'une apoplexie, d'une congestion active cérébrale, il s'agissait d'une syncope portée dans ses limites extrêmes.

Faire garder au jeune homme déjà placé sur un lit la position horizontale; aérer la chambre; le soumettre aux stimulants diffusibles, aux frictions sur la poitrine, aux révulsifs des extrémités inférieures ; glisser dans sa bouche certains liquides excitants; chercher à ébranler l'ouïe par de fortes intonations : tels furent les agents employés.

Pendant la durée de ce traitement, temps où les minutes nous paraissaient transformées en longues heures, nous dérobions notre émotion aux regards scrutateurs du public. L'artère sur laquelle nos doigts se tenaient à l'affût, commença enfin à vibrer, et il nous devint possible ensuite de distinguer ses battements.

La coloration du visage confirmait le rétablissement de la circulation sanguine, et un léger soulèvement du thorax nous annonçait la réintroduction de l'air dans le poumon. Un œil s'entr'ouvrit, puis l'autre ; des éclairs d'intelligence jaillirent, la langue se délia. Une résurrection progressive venait de s'effectuer.

Jeune alors, nous nous réjouissions tacitement

de ce succès qui, cependant, ne détournait pas nos pensées du déboire que nous eût attiré une issue différente.

Assez à l'aise, dans ce moment, pour nous montrer tout à la fois généreux et indépendant :
— Rapportez à madame, dîmes-nous au jeune soldat, en désignant la sage-femme, l'honneur de la cure opérée à votre avantage; c'est à sa contenance ferme et à sa résistance aux sollicitations des personnes ici présentes, que vous êtes redevable de votre retour à la vie. Si elle eût cédé à la pression exercée sur elle, votre existence eût été sérieusement compromise.

Qu'on veuille bien nous pardonner cet épisode en raison de l'enseignement qui s'y rattache

Nous n'en finirions pas de citations à l'appui de notre thèse ; mais les exemples que nous avons invoqués suffisent pour venger la médecine de l'épithète de science conjecturale que lui décernent la prétention, l'irréflexion et, le plus souvent, l'ignorance.

Poussés à bout par ces preuves, dont l'évidence est presque mathématique, nos antagonistes ne manqueront pas de dire que l'imagination du médecin façonne les choses à son avantage, et, qu'avec une pareille manière d'argumenter, il est facile de séduire.

A ces nouveaux Aristarques, nous répondrons qu'avant de nier ou de frapper de discrédit des documents authentiques, il leur faudrait aller vérifier dans nos facultés, nos amphithéâtres et nos hôpitaux l'exactitude ou la fausseté de nos allégations ; qu'alors seulement, ils auraient acquis à cet égard le droit d'avoir une opinion et d'émettre un jugement.

Les gens du monde soupçonnent-ils la somme de vérités que l'expérience médicale enregistre chaque jour ?

Ont-ils jamais eu la moindre idée de la précision des jugements fournis par la simple attitude des malades debout ou couchés dans leur lit, et par les nombreuses modifications du pouls, source de notions importantes, qui, souvent, semblent tenir du prodige ?

Se doutent-ils : 1° Des enseignements et des révélations qu'un coup d'œil exercé retire de l'examen d'un visage, tantôt vultueux ou violacé, tantôt pâle, plombé, pulvérulent ?

2° De la valeur des particularités offertes par certaines conditions des yeux (resserrement ou dilatation des pupilles), du nez (pincement de cette partie, coarctation et relâchement alternatifs et accélérés de ses cartilages mobiles) ?

3° Des données provenant de l'inspection des

dents, devenues jaunes ou noirâtres, sèches ou encroûtées; de celles de la langue, miroir que le médecin ne consulte jamais en vain?

Ont-ils pu, en un mot, calculer la portée des notions acquises par l'examen stéthoscopique de la poitrine et de l'abdomen, de même que la signification des lésions physiques et des troubles fonctionnels des organes présidant à l'exercice de la vie de relation et à celui de la vie intérieure?

Sous la merveilleuse perspicacité du tact médical, que de secrets dévoilés! que de convictions solidement établies!

Les gens du monde, redisons-le, sont loin de se douter de la suprématie qu'a légitimement conquise la médecine, qui, grâce à son analyse précise et incessante, accroît de jour en jour son répertoire scientifique, et celui non moins significatif de son œuvre expérimentale.

Les garanties que nous offrons au public pour le maintien ou la réparation de sa santé (dans la limite de nos pouvoirs bien entendu), sont quelquefois, il est vrai, acceptées avec une confiance et un sentiment de gratitude qui nous paient largement de nos travaux et de nos soins; mais aussi que de faux appréciateurs de nos laborieux efforts et de notre zèle!

Si la Médecine, disent nos contradicteurs,

agissait en conséquence de règles positives, toutes les maladies devraient être curables.

Pourquoi ne pas ajouter que la Médecine ne
pourra se proclamer véritablement science que
lorsqu'elle aura fait perdre à la mort ses droits et
se sera soustraite aux décrets de celui qui, en
fixant les bornes du savoir et du progrès, a fixé
aussi les limites de notre existence ?

Qui sait, cependant, si nos descendants ne
jouiront pas, un jour, d'un pareil privilége ?

Quant à nous, remercions le ciel des voies
qu'il ouvre à notre esprit de recherches pour seconder le désir qui nous presse de continuer le
progrès et d'être utile à nos frères.

Accomplissons exactement la tâche laborieuse
que nous avons acceptée, et reconnaissons que
l'intelligence qui, tous les jours, enfante des pro-
diges, tous les jours aussi trouve des restrictions
à sa pénétration et à son activité.

Comment la science médicale ferait-elle exception à cette loi ?

A côté du certain, elle présente un ensemble
de probabilités qui corroborent le dogme et fixent
les indications pratiques. Il y a, pour elle ainsi
que pour ses sœurs, des obscurités et des mystè-
res; mais, en cela même, les esprits observa-
teurs, livrés aux conceptions profondes, habitués

aux rapprochements et à la méthode d'induction, découvrent des points lumineux, insuffisants sans doute pour dissiper d'épaisses ombres, et aptes, cependant, à rendre accessibles, plus tard, des sentiers jusqu'ici impraticables.

Au nombre des circonstances qu'invoquent nos adversaires pour faire ressortir l'incertitude de la Médecine, figurent celles où surviennent *ex abrupto*, dans le cours d'affections insignifiantes en apparence, des accidents graves, des crises funestes que l'on s'empresse de rejeter sur une erreur de diagnostic.

Inconséquents que vous êtes ! dirons-nous après le docteur Prunelle (de Montpellier) Lorsqu'un homme exubérant de santé est enlevé subitement à sa famille par un coup imprévu, vous ne vous en prenez à personne, vous n'accusez personne d'une aveugle imprévoyance; mais, par la plus cruelle des injustices, vous versez le blâme, les reproches et l'injure sur le Médecin estimable dont les talents n'ont pu prévenir un événement fatal !

Hommes injustes ! La santé et la mort se touchent sans vous surprendre, et vous ne pouvez voir sans étonnement le passage de la maladie à la mort ! Bien plus, si, au milieu des dangers que chaque minute peut enfanter, un de vos frères succombe sans que le Médecin ait marqué l'instant de la chute, vous le taxez d'ignorant !

Mais tous les orages sont-ils donc annoncés par l'éclair ? Calcule-t-on, pour l'avenir, l'irruption des volcans ? Hélas ! non. La prévoyance humaine est arrêtée par l'horizon des sciences, par les bornes de l'art, par celles de notre intelligence, et, disons mieux, par la volonté du ciel.

(E. Aubert, *Philosophie de la Médecine*).

Que ceux qui s'instituent gratuitement nos juges réfléchissent mieux désormais ! Que plus de réserve préside à leurs sentences, et plus de mesure à leur langage ! Qu'ils sachent, s'ils l'ont ignoré jusqu'à ce jour, que la Médecine repose sur des principes qui ont pour fondement l'autorité de faits nombreux, bien étudiés, et d'analyses d'une admirable précision. Qu'ils tâchent de comprendre qu'en opposant à un corps de doctrine régulièrement établi quelques piteuses objections, ou qu'en signalant certains cas exceptionnels placés en dehors du criterium expérimental, ils ne réussiront point à ébranler ses principes radicaux.

Qu'ils soient, enfin, convaincus que lorsque les Médecins présentent leur Institut sous les garanties de la certitude octroyée aux sciences dites positives, c'est avec un sentiment étranger à toute prévention.

La percussion et l'auscultation, qui ont suffi pour immortaliser Aüenbrugger et Laennec, ne seraient-elles pas, à elles seules, la preuve de cette assertion ?

Ces deux voies précieuses ne nous conduisent-elles pas à la connaissance exacte d'une foule d'affections, et plus particulièrement de celles des viscères ?

Pas de jour ne s'écoule qui ne nous fasse vérifier la justesse de diagnostic, de ces agents d'investigation.

Que d'engorgements formés d'une manière latente, décelés par la percussion et la palpation, alors qu'ils n'avaient été l'objet d'aucun soupçon !

Que de collections de liquides dénoncées par ce moyen dans les plèvres, le péricarde, le péritoine !

Que de changements anormaux du cœur, de l'estomac, du foie, reconnus à sa faveur !

Les signes distinctifs de la bronchite, des nuances catarrhales, de l'hépatisation pulmonaire, des tubercules crus ou à l'état de ramollissement, des cavernes, de l'œdème et de l'emphysème du poumon, ne sont-ils pas précisés par l'auscultation ?

Et l'épaississement des parois du cœur, et leur diminution d'épaisseur, et l'étroitesse des orifices de ce viscère, et l'ossification de ses valvules, n'est-ce pas l'auscultation qui en démontre mathématiquement l'existence ?

Ce succinct exposé et la valeur des faits antérieurement cités prouvent suffisamment la légitimité du droit que nous défendons : *la certitude médicale.*

Quant à la catégorie des cas pathologiques, jusqu'à présent réfractaires aux combinaison du Médecin, il serait illogique de l'invoquer contre ce droit.

Pour que la Médecine en vînt à guérir toutes les maladies, il faudrait évidemment que toutes fussent curables et qu'aucune circonstance n'enrayât jamais les conditions de cette curabilité.

Or, il est aisé de démontrer que, s'il est un très grand nombre d'affections où la puissance médicatrice se manifeste dans tout son éclat, il en est d'autres où doit se réaliser inévitablement la fâcheuse prédiction de l'art, prédiction qui, autant que l'annonce d'un succès, met en évidence cette certitude que l'on s'évertue à repousser.

Les unes ont souvent, pour stigmate de mort, une altération ou lésion de tissus de quelque viscère.

D'autres, donnent lieu de supposer l'intégrité de la trame organique.

Il en est, enfin, qui sont le fruit d'une per—turbation tellement profonde que rien ne les peut arrêter.

Vouloir que, dans ces cas indistinctement, le traitement eût toujours pour conséquence la guérison et se croire autorisé par les non réussi—tes à qualifier de conjecturale la Médecine et à regarder le Médecin comme investi d'un pouvoir imaginaire, c'est fournir la preuve d'un faux ju—gement.

Supposons une inflammation aigüe du poumon déclarée chez un homme jeune, fort et d'un tem—pérament sanguin.

Quoique traitée par un Médecin instruit et d'une expérience consommée, il peut arriver que cette maladie soit réfractaire au traitement et ait une issue fatale.

Admettons qu'une affection de même nature éclate chez un individu de faible complexion.

Le Docteur, qui a échoué chez le premier ma—lade au milieu de conditions en apparence plus favorables que pour le second, vient à triompher chez celui—ci.

Quel jugement portent sur ces faits certains érudits ?

Ces Messieurs déclarent que les résultats dont ils sont témoins prouvent, à cause des circonstances où ils se sont produits, que les calculs et les combinaisons de la science n'ont point ici pour base des principes clairs et précis.

Quant aux plébéiens à vue courte et au langage tranchant, ils prennent occasion des faits qui viennent de s'accomplir pour rendre le Médecin responsable de la catastrophe, et attribuer, dans le second cas, la guérison à un heureux hasard.

Laissant de côté ces échos d'un commérage toujours prêt à faire une guerre ouverte à la Médecine et aux Médecins, nous déclarerons à nos premiers juges que leur sentence est cassée au tribunal de la science théorique et de l'observation. Que le sujet vigoureux qui a succombé a précisément trouvé la mort dans un surcroît de vie, que sa pléthore n'a pu être dominée par les déplectifs et les révulsifs promptement et intelligemment mis à contribution ; que c'est elle qui a décuplé le travail inflammatoire et neutralisé l'action des agents les plus aptes à l'arrêter.

Nous leur apprendrons aussi, à leur grande surprise, que l'individu qui a guéri a fourni au Médecin, par la faiblesse de sa constitution, un adjuvant à ses ressources thérapeutiques.

En effet, il a fallu moins de peine pour modérer l'action du cœur et dominer la phlegmasie pulmonaire. Les complications graves ont pu être ainsi prévenues, et la mort conjurée lorsqu'elle semblait préparée par la débilité de l'organisme.

Prenons encore pour sujet de controverse deux péripneumoniques.

N'arrive-t-il pas fréquemment qu'au début de la maladie, l'on saigne l'un et qu'on fasse vomir l'autre ?

Que, pour le premier, on ait recours aux vésicatoires, et, pour le second, au sulfate de quinine, d'après une forme spéciale revêtue par la maladie ;

Malgré cette dissemblance de médication, les deux malades guérissent cependant !

Le public est fixé. Le contraste qu'il ne sait s'expliquer, est, pour lui, une nouvelle démonstration du vague et de l'incertitude de nos principes, masqués ici, selon lui, par un caprice du hasard.

Vous voulez, nous diront les antagonistes de haut parage, que nous adoptions le dogme prétendu de la certitude en Médecine, et vous n'avez pu encore donner la solution de ce que vous désignez du nom de *fièvre*, cet inconnu du cadre nosologique ?

L'objection, il faut bien l'avouer sans rire, est écrasante et semble interdire toute réponse.

A merveille, Messieurs ! Sachez seulement que l'adversaire que vous nous opposez consent, lorsque nous allons à la recherche de son origine, à se dépouiller, pour nous, de l'obscurité dont vous le voyez enveloppé.

Cette origine, qui se montre d'une manière évidente dans la série nombreuse des maladies aigües, viscérales et autres, sous la dépendance desquelles la fièvre se produit, ainsi qu'il arrive pour la plupart des affections chroniques, peut, à la vérité, dans certains cas, échapper à notre investigation ; mais lors même qu'il ne nous est pas possible de préciser le point de départ de la fièvre, l'étude attentive de sa marche et de ses allures nous fixe promptement sur son mode d'être et sur la voie à suivre pour l'anéantir.

Que, parmi les Médecins, il s'en trouve qui se croient quelquefois autorisés à considérer la fièvre comme une entité *sui generis*, tandis que d'autres la jugent toujours symptômatique d'une affection locale, tantôt ostensible, tantôt difficile à découvrir ; cette divergence d'opinion ne saurait servir de prétexte pour nier la certitude médicale. La chose utile, ici, c'est de prendre pour guide les faits cliniques.

Qu'importe également, en ce qui concerne la justesse de nos vues thérapeutiques au sujet des fièvres intermittentes, que nous ne nous expliquions pas le mode de production de ces états périodiques et que nous ne puissions, par exemple, comprendre l'espèce de prédilection de chacune des fièvres de cette catégorie pour tel et tel jour, telle et telle heure, c'est-à-dire pourquoi une fièvre quotidienne intermittente se déclare ordinairement tous les soirs vers cinq ou six heures; la fièvre tierce de deux jours l'un, entre sept et neuf heures du matin ; la fièvre quarte, entre midi et quatre heures, après deux jours de calme.

L'impossibilité où nous sommes de pénétrer le mystère ne nous laisse pas, néanmoins, désarmés en présence de l'ennemi. Nous possédons le secret d'anéantir cette puissance occulte qui, des plus terribles dans les fièvres insidieuses, cède, même alors infailliblement, devant la prévoyante sagacité du vrai clinicien, qui a pour règle l'expérience et, pour moyen d'attaque, le quinquina et ses satellites. Avis à l'homœopathie.

On le voit donc, le procès fait aux Médecins, à l'occasion de la fièvre, n'a pas plus de fondement que celui que l'on se plaît à leur intenter pour des difficultés du même genre.

Quoique puissent dire leurs contradicteurs, la Providence, attentive à seconder de louables efforts et à encourager un zèle persévérant, ne manque jamais, lorsque des nuages assombrissent l'horizon scientifique des Médecins, de faire surgir une lumière suffisante pour éclairer leur route.

Cette vérité bien établie, que signifie l'argument facétieux emprunté à Molière, et que l'on nous débite sur un ton aussi sentencieux que dérisoire : *L'opium fait dormir parce qu'il possède un principe dormitif propre à assoupir les sens.*

Que Messieurs les moqueurs ajoutent comme nouveau désopilatif, si cela leur convient, que le quinquina et le sulfate de quinine guérissent certaines fièvres en vertu de leur propriété fébrifuge ; que la mousse de Corse, le semen contra, l'écorce de racine de grenadier, etc., combattent efficacement les vers par leur principe vermifuge, ce langage ironique ne changera rien à la certitude des faits. Vienne, plus tard, pour eux, l'assaut fébrile ou celui des helminthes (ce que nous nous gardons de leur souhaiter), ils se décideront, sans doute, à faire le sacrifice d'une logique de circonstance.

Qu'ils continuent, au surplus, de n'avoir d'autre foi médicale que celle qu'ils accordent aux grains de santé, à l'élixir de longue vie, aux cigarettes de Raspail, à la pommade camphrée, à l'eau vulnéraire ou à la teinture d'arnica, au racahout parfumé à la façon d'Orient, et, à l'occasion, à la poudre d'hellébore, nous n'entreprendrons point d'entamer, avec eux, une polémique sur semblable chapitre.

Les considérations précédentes, et les exemples dont nous les avons appuyées, devraient engager ces discoureurs à mieux réfléchir quand ils seront tentés de critiquer la Médecine et de rabaisser ses ministres.

Profitant de la leçon donnée par l'expérience, ils deviendront, peut-être, plus mesurés dans leur langage.

La terminaison ordinairement funeste des affections organiques est, pour les personnes prévenues contre la Médecine, le prétexte le plus souvent exploité.

Guérir, nous l'avons dit et redit, voilà la condition *sine quâ non* de leur adhésion à la certitude qu'elles contestent.

Si ces personnes pouvaient se faire une juste idée d'une affection organique, elles verraient qu'un mal qui modifie profondément un organe essentiellement lié à l'existence, qui change sa

texture, en pervertit la fonction, amène consé-
cutivement sa quasi-destruction, et, par suite
aussi, une rupture de l'équilibre général, doit dé-
jouer les mesures prises pour le vaincre. Le Médecin peut atténuer, pallier les symptômes,
mais non en détruire la cause.

Qu'on daigne excuser la comparaison sui-
vante, quoique non scientifique, il s'y rattache
un semblant d'analogie qui va droit à l'esprit de
ceux qui nous jugent souvent sans nous comprendre :

Un édifice laisse entrevoir sur son mur de fa-
çade, jusque-là intact, une simple lézarde. Son
propriétaire, peu préoccupé, se contente de faire
enduire de mortier la fissure.

Bientôt le mortier se détache de la lézarde
élargie. Un architecte inspecte, réfléchit, dresse
son plan. Des pierres sont reconnues salpêtrées,
détériorées ; un mouvement s'est opéré à la base
du bâtiment.

Soutenir celui-ci à l'aide de pièces de bois
portant sur des points d'appui solidement fixés,
renforcer la partie faible des fondements, chan-
ger les pierres calcinées, telles sont les indications.

L'œuvre accomplie, il y a toute garantie
de sécurité. *Sublatâ causâ tollitur effectus.*

Dans notre spécialité, ce sera ou un cerveau ramolli ou la moëlle épinière altérée, ou un poumon tuberculeux ulcéré, un cœur hypertrophié, un estomac cancéreux ; le foie, le rein dégénérés, ou tout autre viscère important lésé qui menacera de destruction l'édifice corporel.

Là, s'arrête l'analogie, parce que le pouvoir de remplacer les viscères ne nous a pas été départi par le suprême architecte. Mitiger les symptômes dépendant de cette décomposition est le seul but que puisse se proposer le Médecin, et en cela consiste le rôle applicable à l'immense majorité des maladies organiques.

Enfin, une autre objection soulevée contre la Médecine est déduite des invasions multipliées dont le champ hippocratique a été le théâtre.

Au lieu de former une difficulté réelle et de compromettre la doctrine et le point pratique que nous défendons, cette objection disparaît quand on songe à la permanence des principes fondamentaux de la vieille école. Ce qui a été formulé par Hippocrate plus de quatre siècles avant l'ère chrétienne, est vrai aujourd'hui comme alors, malgré les systèmes qui se sont succédés.

Le vieillard de Cos avait pris pour règle de l'observation des faits et pour guide dans l'inter-

prétation de ces faits et la précision des indica—
tions thérapeutiques, la nature ou la force médicatrice, image de cet agent immatériel que la
véritable philosophie médicale considère, ainsi
que ce qu'on appelle force vitale, comme une
dépendance du mystérieux principe de la vie,
et non comme une propriété de la trame orga—
nique.

Dans son exercice clinique, le Médecin doit
s'étudier à l'utiliser en observant ses tendances,
en surveillant sa marche et en favorisant par
l'opportune application des préceptes tracés par
Hippocrate, ces mouvements réactionnaires ou
crises qu'il faut aider, ou, au moins, se garder
de troubler, d'après l'aphorisme :

*Duo in morbis præstanda, adjuvare aut sal-
tem non nocere.*

En accordant que les sectes médicales nous
ont doté de découvertes utiles, nous sommes en
droit d'avancer qu'elles se sont, l'une après l'autre, évanouies dans leurs ambitieuses préten-
tions, laissant toujours dominer l'œuvre d'Hippocrate modifiée et perfectionnée par le vrai
progrès.

Ce progrès ou ce perfectionnement, nous l'en-
tourons de notre admiration et de nos homma—
ges ; mais obligé d'être laconique, pour ne pas

devenir importun, nous ne pouvons cueillir que quelques épis dans des sillons couverts d'une riche moisson.

Tenons-nous donc à reconnaître les avantages que la Médecine a retirés et retire journellement de la chimie, de la physique, de la botanique et de la pharmacie.

Contentons-nous, comme simple énumération, de citer l'importance des notions acquises sur les médicaments d'un emploi héroïque et bien déterminé sur les antidotes et les réactifs d'un si grand secours dans les cas d'empoisonnement, sur les heureuses et récentes applications de l'hydrothérapie, des eaux minérales, des bains de mer, de la pulvérisation des liquides, sur les résultats satisfaisants de l'électricité et de l'électro-chimie dans le traitement de maladies réputées incurables, sur les acquisitions, enfin, que l'anatomie pathologique recueille des expériences microscopiques.

Revenant aux sectes qui ont tenté de supplanter la Médecine essentiellement observatrice d'Hippocrate, disons, avec une loyale franchise, qu'il en est une qui a grandement contribué, par ses lumineux aperçus, ses rapprochements cliniques et ses belles analyses d'anatomie pathologique, à élucider des questions

de premier ordre et à simplifier, nous devons tous
en convenir, une thérapeutique, en vérité, trop
polypharmaque.

Pourquoi donc, cette école à laquelle nous,
en particulier, avons puisé de précieux enseignements, est-elle, à son tour, tombée après avoir
porté si haut son drapeau?

Pourquoi? parce qu'elle reposait sur une idée
dont l'application dogmatique et expérimentale
ne pouvait être généralisée, et aussi parce que,
à la prétention d'assujettir le fait clinique au
joug d'une théorie exclusive, elle a joint celle de
reproduire une philosophie médicale qui avait,
comme expression de son enseignement, l'humi-
liant langage des organes.

Gloire et honneur à l'anatomie et à la physiologie pour les acquisitions et les immenses services dont la Médecine théorique et pratique leur
est redevable; mais refus d'adhésion aux inter-
prétations qu'en font trop souvent des esprits
passionnés.

La philosophie du scalpel, ainsi que le remarque l'auteur que nous avons cité, regardée par
quelques anatomistes comme la clé de toute la
Médecine, n'a souvent abouti qu'à inspirer, à
des esprits peu éclairés et à des cœurs passionnés, une foi brutale à certaine disposition des
sens et de la matière.

Acclamons le progrès quand, en apportant son tribut à la science, il vise à raffermir et à consolider les principes de la morale, garantie du respect auquel il doit aspirer.

Nous la trouvons cette garantie dans les travaux de physiologie et d'anatomie pathologique publiés par d'éminents professeurs, qui ont voué à la Médecine et leurs talents et leurs plus nobles pensées, afin d'étendre ses limites et de soutenir sa dignité.

Bornons-là notre exposé.

Examiner des questions qui tournent un peu au burlesque et qui ont été déjà jugées pour ce qu'elles valent, ce serait trahir ce que notre caractère a de sérieux.

Laissons donc de côté le magnétisme animal et l'homœopathie, et ne nous préoccupons nullement des objections que les partisans de ces systèmes pourraient tenir contre nous en réserve. Disons, en passant, au sujet de l'homœopathie, que la fantastique hypothèse de la théorie et l'étalage globulistique de sa pharmacopée devraient, seuls, suffire pour dessiller les yeux et désabuser les esprits prévenus en sa faveur.

Résumons-nous et concluons.

La Médecine est basée sur des principes positifs :

De sa doctrine ou de son dogme fondamental se déduisent des indications qui, elles-mêmes, justifient largement l'excellence de sa théorie et la certitude de ses vues pratiques.

À Hippocrate reviennent de droit les titres de père et de chef de la science médicale, parce que c'est lui qui a débrouillé le cahos où s'agitaient confusément ses devanciers ; qui a étudié la nature, avec un esprit où brille le feu du génie, et qui a prouvé, par son talent d'observation et son merveilleux tact, qu'il méritait, en effet, d'être considéré comme le véritable fondateur de la Médecine.

C'est en marchant à sa suite qu'il a été donné à ses successeurs de perfectionner une œuvre dont les précieux rudiments sont consignés dans des ouvrages immortels.

Nonobstant ces titres de gloire, faits pour imposer silence à une critique injuste des personnes étrangères à la Médecine, parmi les érudits, les demi-savants, représentants du faux savoir, et chez ceux même à qui les connaissances les plus élémentaires font défaut, osent flétrir de leurs dédains et de leurs sarcasmes le maître et ses disciples, la médecine n'étant, selon eux, qu'une science hypothétique et conjecturale, et ceux qui l'exercent que des adeptes serviles et enthousiastes.

Comme contraste et par une sorte de compen-
sation , il y a dans les rangs de la société , con-
venons-en, des esprits habitués à nous juger fa-
vorablement et des cœurs disposés à rendre hommage à nos services et à notre dévouement.

A l'égard des concessions imprudentes et des
controverses engagées à la légère avec leurs
clients, les médecins compromettent leur dignité.
Eux-mêmes se déconsidèrent quelquefois et frap-
pent la Médecine d'une semblable déconsidéra-
tion par des publications empreintes de trop de
popularité.

La prudence , qui , dans bien des cas , oblige
de se montrer avare de paroles et d'écrits , se
transformerait cependant, pour les Médecins, en
une pusillanimité répréhensible , s'ils ne pre-
naient la défense de leur profession , lorsqu'elle
réclame leur appui. Il importe alors qu'ils produisent au grand jour leur dogme et les faits qui
le corroborent.

Vainement, de nouvelles sectes aspireraient-
elles à renverser l'édifice élevé par Hippocrate;
le passé est là pour leur apprendre qu'elles su-
biraient inévitablement le sort de celles qui se
sont suivies jusqu'à ces derniers temps. La
médecine hippocratique, modifiée et perfectionnée sous l'ascendant du vrai progrès et de la

saine philosophie, verra toujours tomber à ses pieds ses envieuses rivales.

Si, en combattant les objections et les allégations mesquines dirigées contre la médecine, nous n'avons pas appuyé nos raisons de la puissante argumentation chirurgicale, c'est pour ne pas fournir à des contradicteurs, déjà subjugués par une appréciation entachée de partialité, le prétexte d'une récrimination.

Certain public, en effet, croit avoir prouvé la justesse de ses analyses quand il a déclaré que, si la médecine est pour lui une science conjecturale, la chirurgie lui paraît remarquable par son coup-d'œil sûr et par son ingénieux manuel opératoire ; aussi, en fait-il une science et un art presque étrangers l'une à l'autre.

Qu'il apprenne donc aujourd'hui, ce même public, que les titres au positivisme qu'il concède à la chirurgie et que, par ignorance ou autre motif, il a refusé d'accorder à la Médecine, sont le légitime patrimoine de chacune d'elles, et qu'il n'existe, sous ce rapport, aucune distinction de priviléges, aucun droit de prééminence.

D'après nous, (et nous sommes heureux et fier d'émettre notre opinion dans ce Congrès solennel), la Médecine ou, pour parler plus logiquement, la science médico-chirurgicale, une et indivisible dans son principe fondamental , est double dans son expression ou manifestation thérapeuthique, c'est-à-dire que le dogme qui règle l'action médicale proprement dite est celui-là même qui détermine l'action chirurgicale.

Quant aux agents et aux procédés d'exécution, ils sont, de part et d'autre, subordonnés aux cas qui les requièrent.

Ainsi envisagées, la Médecine et la Chirurgie peuvent être assimilées à deux sœurs animées d'un même esprit, élevées à la même école, convergeant vers un même but, mais employant, pour l'accomplissement de leur commun mandat, des moyens appropriés à leur rôle respectif.

En prenant la défense de la dignité médicale, nous ne pouvions laisser passer, sans la combattre, la distinction, en fait de suprématie, établie par les profanes.

Qu'on nous appelle Médecins ou Chirurgiens, selon que nous nous bornions à puiser nos agents modificateurs dans les produits de la chimie et de la pharmacie, ou que, dominant les émotions de l'âme, nous consentions à nous armer du fer et du feu en présence du mal qui les réclame; qu'on nous appelle, disons-nous, Médecins ou Chirurgiens, nous acceptons volontiers ces épithètes, puisque la science les a formulées.

Membres de la grande famille Médico-Chirurgicale, glorifions-nous de ce que nous avons
pour nous guider une lumière émanant d'un
foyer unique et se distribuant également sur des
travaux qui ont, pour point de mire, l'honneur
de la science et le bien de l'humanité.